AGONIE,

MORT ET ENTERREMENT

DE

SON EXCELLENCE

M. GUIZOT,

Ministre des Affaires étrangères.

Typographie et lithographie Félix Maltêste et Ce,
rue des Deux-Portes-St-Sauveur, 18.

AGONIE,

MORT ET ENTERREMENT

DE

SON EXCELLENCE

M. GUIZOT,

Ministre des Affaires étrangères;

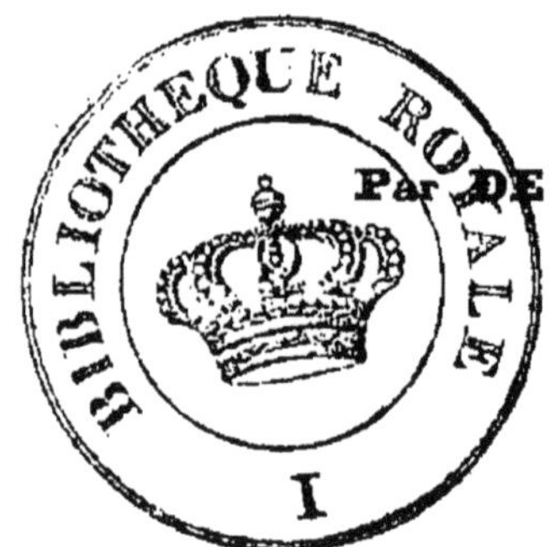

Par DE RATONDIS-DE-BISCARAS.

La mort a des rigueurs à nulle autre pareille.
MALHERBE.

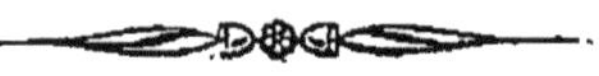

PARIS,

CHEZ BALLAY AINÉ, ÉDITEUR,

RUE NOTRE-DAME-DES-VICTOIRES, 3,

Et chez tous les Marchands de Nouveautés.

AOUT 1846.

AVIS AU LECTEUR.

Vous allez, j'en suis sûr, lecteur peu confiant, douter de l'existence et de la signature réelles de l'auteur de cet écrit aussi incomparable que véritable. Sachez donc que mon véritable nom est bien de *Rotondis-de-Biscaras*, que je descends en ligne directe de l'évêque de ce beau nom, de ce nom si véritablement *significatif*, DE ROTONDIS DE BISCARAS, comme vous l'allez voir.

Le premier auteur de ma famille, qui est plus certainement antérieur au déluge que celui des comtes de Noë, s'appelait DE ROTONDIS-DE-BISCARAS, et mon trisayeul, mon bisayeul et mon père ayant porté le même nom, ce nom étant de plus inscrit au blason de l'antique noblesse, je n'ai pas eu de raisons de le changer. Celui des Montmorency, des Duguesclin n'est pas aussi sonore, et certes qu'on ne peut lui mettre en parallèle ceux des Martin (du Nord), des Duchâtel, fut-il un Tanneguy, voire même des Guizot.

Mon trisayeul eut un frère très-célèbre dans l'histoire littéraire et les sermonaires fameux, car, en sa qualité d'évêque, voici un discours qui lui fut adressé dans les temps par un capucin, discours qui nous est heureusement resté comme un monument précieux de l'éloquence, de l'esprit et du bon goût du temps.

Voici comment le capucin apostropha non son *excellence*, mais sa *grandeur monseigneur* l'évêque De Rotondis de Biscaras.

« Monseigneur ! quand j'envisage votre illustre personne, je manque de parole pour en exprimer les rares et sublimes qualités ! Oui, Monseigneur, si les mathémaciens qui ont jusqu'ici consumé tant de veilles inutilement, et épuisé sans fruit toute la force de leur génie, pour chercher le quadrature du cercle avaient jeté la vue sur votre illustre nom de ROTONDIS DE BISCARAS, ils auraient trouvé ce qu'ils cherchent depuis si longtemps ; car nul mortel ne peut disputer à votre *grandeur* qu'elle ne soit cette *quadrature* tant désirée, *quadrature* que je ne cesserai de publier, *quadrature* qui mettra dans la honte les plus fameux professeurs de mathématiques. Car, je le répète, qui osera disputer à votre *grandeur* que le nom de ROTONDIS ne soit la *figure ronde*, figure la plus utile et la plus agréable à l'œil qui existe? Aussi de quelle utilité n'êtes-vous pas dans ce diocèse, et quelle perfection ne remarque-t-on pas dans votre grandeur! BISCARAS, c'est la *figure quarrée* jointe à la *figure ronde*. Oui, mathématiciens, c'est ce que vous cherchez depuis tant de siècles : BISCARAS, *deux fois quarré*, *quarré* devant, *quarré* derrière. ROTONDIS DE BISCARAS, *ronde et quarrée* tout ensemble. C'est là, MONSEIGNEUR, la véritable *quadrature du cercle*, et c'est ce qui se rencontre dans votre illustre personne. »

J'espère que personne ne mettra maintenant mon nom en question, que l'on comprendra que c'est pour l'arracher à l'oubli que j'ai choisi pour sujet de mon immortel ouvrage un nom aussi célèbre, aussi illustre que celui de son excellence Guizot, et vous particulièrement, lecteur, désormais convaincu, vous voudrez bien me lire avec confiance, et me croire avec les sentimens les plus distingués votre très dévoué, très véridique et très naïf narrateur.

DE ROTONDIS-DE-BISCARAS.

AGONIE

MORT ET ENTERREMENT

DE

SON EXCELLENCE

M. GUIZOT,

Ministre des Affaires étrangères.

Avez-vous connu Debureau? Ah! qui n'a pas connu Debureau n'est jamais allé aux Funambules, et, qui n'est jamais allé aux Funambules n'a pu connaître Debureau. Rien n'est plus clair ni plus logique ; le père Martineau et Jules Janin ne raisonnent pas mieux que cela. Mais comme tout le monde a connu Debureau, c'est-à-dire comme tout le monde est allé aux Funambules, tout le monde a vu le célèbre et excellent mime, et l'a admiré et a ri aux éclats, et a tremblé sur sa vie, surtout dans la fameuse scène du *Bœuf enragé*, où cet animal le poursuit à outrance, sans relâche, en un mot comme un enragé, comme un sergent de ville poursuit un cocher de fiacre en maraude, ou un colporteur ambulant en contravention.

Tout le monde sait donc comme Debureau était pâle, tremblant, effarouché, ébouriffé... La farine dont il se faisait un masque était noire alors auprès de son visage naturel....

Tel était M. Guizot lorsqu'il est entré dans la Chambre, lorsqu'il a jeté un regard sur les nouveaux élus. Il avait été immédiatement et sérieusement pris du choléra-sporadique (1). Il en était bonnement au point de la recrue qui entend le roulement des tambours, le ronflement du canon et le sifflement des balles pour la première fois.

Aussi cet orateur qu'ont voyait autrefois
Ébouriffant Lisieux des accents de sa voix,
L'œil morne, maintenant, et la tête baissée,
Semblait être sans corps, sans âme et sans pensée.

Il n'a fait que paraître et disparaître.

Cependant un murmure s'élève et agite l'at-

(1) *Sporadique,* c'est-à-dire maladie qui n'est particulière à aucun pays, qui se montre en tout temps, et qui attaque chaque personne séparément, par des causes particulières. C'est comme qui dirait un gouvernement à la Guizot, un discours de M. Thiers, en un mot, un coup de bourse.

mosphère silencieuse du palais Bourbon; le démon de la politique Guizotine a frolé les toits de son aile, et plusieurs tuyaux de poêle en ont frémi; vingt têtes de loup ont failli être jetées hors de leur pivot; le drapeau, qui flottait sur le pavillon de l'horloge, en a tourbillonné trois fois, et l'âme de Charles X en a poussé un long gémissement du fond de sa tombe de Goritz!... Il n'est pas jusqu'à la ville de Gand qui n'en ait frissonné!...

On a dit: les députés arrivent, le roi va arriver... Les portes des tribunes se sont ouvertes; le public se presse et se pousse, franchit les cent marches du péristyle, les tribunes s'emplissent... C'est un pêle-mêle, un tohu-bohu, un empressement, un brouhaha, des cris, des culbutes, comme à une représentation de *Don César de Bazan* ou de *Robert-Macaire*. Quelques tribunes sont encore vides; ce sont celles des aristocrates, des dames du bel air, des lions de cour, des pairs, des frères et amis du pouvoir, des privilégiés bourgeois, des députés *dégommés*, des éclectiques politiques, des doctrinaires, des conservateurs claqueurs... Entre tout ces noms *ejusdem farinæ*, ce qui veut dire de la même boutique, on ne se reconnaît plus...

Mais n'anticipons pas; il s'agit de l'ouverture de la session de 1847, de députés nouveaux que personne ne connaît ou ne connaît guère, ce n'est pas de la petite bière.

Voici les portes de la Chambre qui s'ouvrent et à deux battans, morbleu ! Les gardes nationaux, les *baïonnettes intelligentes*, les *citoyens actifs* sont à leur poste, et l'ombre de Lafayette veille sur eux, comme sur la meilleure des républiques ; les sergens de ville ont leurs instructions secrètes, les gardes municipaux, la troupe leur consigne, et les députés se croisent, se groupent, se séparent, s'agitent, s'entrechoquent, se saluent, se donnent des poignées de mains, vont, viennent, tournent, flairent comme des limiers qui entrent en quête. Il y a dans l'air, dans tous les yeux, sur tous les fronts, cette expression de curiosité, d'inquiétude qui précède tous les grands événemens. Une heure a frappé à l'horloge des Tuileries ; la patience se ranime. Je me suis glissé dans les tribunes publiques, où si vous le préférez, dans le *paradis* de la Chambre, et j'ai pris place dans le monde de *liberté* et *d'égalité* au milieu du peuple, de la canaille, des héros de juillet, des bras nus, des républicains, des communistes. des bourgeois, des journalistes, des fouriéristes, des banquistes, des gargotiers et des épiciers. Tout-à-coup il se fait un mouvement ; je vois que mon public s'incline, regarde, cherche des yeux... Mais comme ici il est interdit de crier, de se donner le plaisir des pommes cuites ou des trognons de chou, il se contente de s'interroger et du geste et des yeux, ou de se dire *in petto*, c'est-à-dire en soi-même : on commencera..., on ne commencera pas. ., on commencera.... Une porte roule enfin et crie sur ses gonds ; c'est celle de la tribune des députés *dégommés*... Qui est-ce qui entre ? c'est un homme grand, sec, maigre, un vrai Don Quichotte sortant du tombeau, ou si vous le voulez un géant de pain d'épice. Comment se trouve-t-il là ? Quelques bravos malicieux se sont fait entendre ; des ricanemens fanstatiques ont éclaté..., il est seul, il était donc bien pressé! C'était pour contempler encore une fois le banc dont M. Berger l'a chassé, et probablement qu'il ne s'y replacera plus ! On doit bien au moins une larme et un soupir à ses vieux amis!... Il a été montré au doigt, on l'a reconnu : c'était M. Jacques Lefebvre.... On ne s'en est plus occupé.

L'heure marche et nous apercevons sur le seuil de la porte, M. de Montalivet.

Riant de la gaîté d'une épaisse excellence.

De quoi riait-il ? était ce de voir tant de gens qui déjà l'avaient très humblement salué, flatté, caressé, cajolé et avaient protesté de leur dévoûment, de leur aveuglement et de leur applatissement ? Nous l'ignorons ; c'est possible, c'est probable, mais si c'était de folie, elle est gaie du moins.

Mais si vous l'eussiez vu de l'air dont il se pose,
Vous eussiez dit un fat, fier de l'ennui qu'il cause.

L'assemblée des tribunes à souri, mais d'un sourire qui comportait plus de pitié que de sympathie.

Ce petit accès d'hilarité s'est bientôt comprimé lorsqu'est apparue la figure sévère de M. Dupin. Il m'a semblé qu'on traitait enfin ce savant législateur, ce magistrat consciencieux et courageux avec plus de respect et de circonspection; on semblait déjà voir en lui le nouveau président.

Non loin de lui se dandinait sur ses courtes jambes, se redressait et s'effaçait à l'instar de Tom-Pouce, Thiers, surnommé le *foutriquet*. On voyait courir sur ses lèvres le sourire malin et cynique qui le caractérise, car il promenait ses regards sur les *nouvelles excellences*; et comme pour ajouter au ridicnle de ces nouveaux bourgeois-gentilhommes, il affectait un air vif, dissipé, étourdi, maniéré, éventé coquet et mignard comme les marquis de la cour de Louis XV ou les *muscadins* du Directoire.

A côté de lui nous avons vu se glisser, se faufiler, comme s'il eût craint d'être aperçu, le gracchus moderne, le célèbre Odilon-Barrot. Ce tribun qui fait le modeste, ne pouvait cependant se débarrasser de l'empois auquel est passé tout son individu; il ne songeait nullement à dissimuler sa physionomie hautaine et impérieuse, c'est-à-dire la puissance de talent et de pensée qui y respire; mais la raideur de son caractère s'y trahissait à travers un mélange d'hésitations de réticences et d'ambition comprimée; l'on voyait passer le bout de l'oreille de son style enflé, cadencé, heurté, saccadé, coupé, haché, gonflé de dilemmes, *d'ergo*, d'antithèses, d'énumérations, de questions, d'enfilades, de pensées symétriques, systêmatiques et académiques, c'est-à-dire toute une logique et une rhétorique.

Il était suivi, à distance, du sultan du Palais, digne officier du parquet, adorant la justice à la turque, puritain dans *la forme*, mais idolâtre, *au fond*, des *Bijoux indiscrets* (1). Celui-ci ne hait nullement le plaisir; chaque soir il adresse sa fervente prière au génie *Cucufa*. Il n'est pas moins jaloux de la représentation et de célébrité. Tout récemment, il a tranché du Rollin et du De Fontanes... et s'est montré éloquent comme un professeur de sixième... Décidément, c'est un grand homme... Que la toge lui soit légère et la députation profitable.

Après lui marchait gravement, comme un télescope qui s'élève vers la voûte lunaire, un homme au front newtonien, aux protubérances baconiennes; celui-là, le Monde le connaît: c'est l'Atlas, l'Hercule, le Samson de l'Académie des Sciences, le grand promoteur de la télégraphie électrique; en deux secondes, il fera parvenir le discours du

(1) Ouvrage quelque peu leste de Diderot, qui était aussi un puritain.

roi aux Albinos et à la reine Pomaré. Il a converti des fils de fer en orateurs aussi éloquents que Démosthènes et Périclès, et métamorphosé les mots de notre langue eu acrobates. Grâce à sa science sublime et profonde, le dictionnaire de Napoléon Landais pourra aller d'un bout du monde à l'autre, sans balancier, plus heureux que Gribouille, traverser les mers à travers un tube de verre à baromètre, et aussi aisément que je ne sais plus quel grand prophète qui faisait passer un chameau à travers le trou d'une aiguille.

Plus loin s'était égaré un nouveau pair, qui a failli se noyer au milieu des banquettes.

Derrière lui, un autre individu se glissait à l'ombre du trône; nous ne le nommerons point, tant il est connu par ses distractions. Il avait probablement oublié et où il était et que l'on pouvait l'entendre, car il murmurait cette tartine de Denys de Syracuse :

Aveugle ambition! cruelle politique!
Invincibles attraits d'un pouvoir despotique,
Dans quel gouffre de maux m'avez-vous entraîné!...
Déchiré de remords, d'horreurs environné,
Chargé du poids affreux de la haine commune,
Le vice m'est suspect, la vertu m'importune,
Loin de moi fuit l'honneur, la foi, la vérité,
Et dans le crime seul je vois ma sûreté.

Et nous l'avons perdu de vue.

Quel est celui-là qui franchit le seuil de la porte, et pose ses jambes en compas, comme un *héron au long bec, emmanché d'un long cou, monté sur ses longs pieds*?... — Belle question!... Parbleu, c'est l'auteur de... l'auteur... d'une foule d'écrits incomparables! c'est le nouveau débarqué arrivant tout chaud de la terre d'Afrique... Observez attentivement, et vous verrez qu'il remue les lèvres comme un abbé qui dit son bréviaire ou qui en fait le semblant. Eh bien! il répète un passage du Koran; il est capable déjà d'improviser un discours en langue arabe, mieux qu'un uléma. Tudieu! c'est Son Excellence le ministre de l'instruction publique, M. de Salvandy, enfin. Il a dîné avec Abd-el-Kader; le parapluie qu'il tient à la main lui a été donné par l'empereur de Maroc... Oh! il a fait de grandes choses en Algérie! Aussi va-t-il y expédier un certain M. Ritt, un fameux inspecteur des écoles primaires, pour y enseigner la lecture, l'écriture et les quatre règles aux Bédouins. Ce M. Ritt est un génie qui sait tout cela; aussi est-il membre de l'Université, comme M. de Salvandy est membre de l'Institut. — Ah! il est membre de l'Institut? dit un mien voisin; puis il ajoute :

En France on fait, par un plaisant moyen,
Taire un auteur, quand d'écrits il assomme :

Dans un fauteuil d'académicien,
Lui quarantième, on fait asseoir cet homme.
Lors il s'endort, et ne fait plus qu'un somme;
Plus n'en avez phrase ni madrigal:
Au bel esprit le fauteuil est en somme
Ce qu'à l'amour est le lit conjugal.

Puis il ajoute encore : Je plains son Excellence d'être chargée du portefeuille de l'instruction publique, ou plutôt je plains l'instruction publique qui a pour ministre un académicien, à moins qu'il ne veuille faire des écoliers autant de confrères.

Mais qu'y a-t-il? quelle agitation!... Toutes les têtes s'inclinent, tous les cous s'allongent, quel est donc le personnage qui s'avance? Est-ce le roi? est-ce un prince? C'est tout au moins le futur régent! Un instant, s'il vous plaît; c'est une nouveauté, c'est une curiosité comme on n'en a vu depuis longtemps dans la Chambre, depuis l'auteur de l'histoire des *Arbres de la liberté* (1). Celui-là est tout le contraire d'un *prêtre défroqué*, c'est un ex-homme marié qui s'est fait prêtre, et qui est un prêtre politique, qui, sans blesser Rome ni la discipline, sera *prêtre constitutionnel*, puisqu'il va

(1) M. l'abbé Grégoire. Il fut un jour jugé *indigne* de faire partie de la Chambre des députés, lui qui avait été sénateur, et il n'y rentra pas; le même jugement a été prononcé contre E. de Girardin, et il y rentre pour la troisième fois. — Progrès.

prêter serment à la constitution ; c'est l'ex-fondateur de l'ex-journal l'*Étoile*, surnommé le *Journal des Immolations*, aujourd'hui rédacteur en chef de la fameuse *Gazette de France*, la première et la plus grande bavarde de la légitimité et la plus entêtée, la plus taquine et la plus obstinée encore qui fût jamais. C'est l'adversaire le plus implacable de l'illégalité, un grand redresseur de torts administratifs et judiciaires, et bien qu'il ait été *flétri* pour avoir rendu, dans un temps, visite à Henri V, on le dit, au fond, un homme fort honorable, estimé de tous les partis, quoique le *Journal des Débats* ne l'aime guère. Tous les yeux, tous les lorgnons sont braqués sur lui, sur ce météore, en soutane, de 1846. On se demande s'il parlera comme il écrit, on voudrait déjà l'entendre. Patience, cela viendra. M. de Genoude a bec et ongles et est peu disposé à faire patte de velours à leurs excellences.

Puis est entré M. Sauzet, toujours coiffé de la même manière. Cet homme a véritablement le chapeau de *Fortunatus*.

Mais quel silence profond succède au bruit, aux chuchottements qu'à causés M. de Genoude? Ah! c'est un autre genre d'émotion que produit la présence de M. de Lamartine. Je me sens pénétré de respect et d'admiration, et je suis encore sous la suave et patriotique impression du discours qu'il a adressé aux électeurs de Mâcon. Que de poésie dans cette noble et belle figure ! et quelle poésie ! Que de beaux vers me reviennent à la mémoire ! Je me sens heureux de ne pouvoir parler !...

J'entends encor ces voix, ce langage enchanteur
Et ces sons souverains de l'oreille et du cœur.

Quelle est cette nuée de provinciaux qui se presse, se pousse et s'abat comme une nuée de corbeaux sur un champ fertile ? Mais ce sont les nouveaux élus des provinces ; ce sont des *indépendans* qui viennent apprendre ce que c'est que la dépendance ; ce sont des sangsues budgétaires, c'est le nouveau mobilier du Ministère, ce sont.... passons sur ces curiosités dont la biographie ne serait pas moins ennuyeuse que la vue en est peu intéressante. Pourtant, à propos de ces *indépendans* et de ces *incorrompus*, je me rappelle qu'un certain auteur (1), aux environs de 1748, c'est-à-dire il y aura tout-à-l'heure un siècle, fit un livre par lequel il a voulu prouver, et prouva jusqu'à un certain point, ma foi, si je m'en rapporte à ce que je vois de nos jours, « *que l'homme n'est qu'un ani-* » *mal, un singe à figure humaine, une orgueilleuse* » *machine perpendiculairement rampante*, et il inti-

(1) L'abbé de la Mettrie.

» *tula ce curieux* livre : L'HOMME MACHINE. M. Michelet, qui est un grand homme comme M. De la Mettrie, qui est devenu très libéral depuis qu'il n'est plus professeur à la suite de Henri V, parce qu'une chaire au collège de France, vaut bien mieux qu'une place de Pion à la cour de Charles X, M. Michelet, disons-nous, a publié tout récemment un livre intitulé LE PEUPLE, dans l'intérêt, soi-disant, du peuple, dans lequel il ressucite cet homme machine, et fait du peuple un *filou*, un *voleur*, un *escroc*, un *banqueroutier*, un *empoisonneur*, un *envieux*, un *libertin*, et présente le peuple, c'est-à-dire notre société, comme un cloaque immonde, comme un vaste lupanar, comme un bagne universel... merci, M. Michelet; c'est très flatteur pour le peuple, pour l'honneur de nos dames, et très honorable pour la nation. Je les engage à vous voter unanimement un fouet, une pipe culottée et un bonnet phrygien.

Quel est ce vieillard au dos arrondi, au nez chargé de lunettes bleues, le front ceint d'une visière verte, aux traits durs et repoussans et à l'œil fauve, essayant de marcher, se traînant sous le faix des années et de bien autre chose sous lequel plie sa conscience, dont chaque mouvement semble une convulsion du remords? il se dirige vers la tribune de la pairie, il promène un doigt dans sa bouche, comme pour y constater la présence d'une vieille dent... qui donc éprouve-t-il le besoin de mordre? — C'est M. Pasquier, l'éternel accusateur public de la Chambre des pairs... il a entrevu le prince de la Moskowa... Il paraît bien empêché et de son costume et de sa contenance... nous l'engageons à jouir des quelques heures de repos et d'isolement qui lui restent à prendre.

Quel est donc, je vous le demande, cet espèce de chevalier *Falstaff* qui a l'air de *déconfire*, de *pourfendre*, de *renverser* et de *brûler* tout ce qui ne lui offre pas de résistance ? — Comment, vous ne le reconnaissez pas à son teint hâlé, *mauricoté* par le soleil d'Isly? C'est Scipion l'africain! c'est Caton d'Utique! c'est l'Annibal de la Tafna! c'est le Barberousse du Maroc! — Ah! j'en...... en..... j'entends... c'est parbleu, j'en..... en..... j'entends bien... — Oh! il vote comme un bédouin et se bat comme un ange.

Si, jusqu'à présent, il ne s'est pas emparé d'Abd-el-Kader, c'est qu'il en fait, au fond du cœur, le plus grand cas, et qu'il se dit souvent : hélas! si la France était jamais envahie par l'étranger, s'y rencontrerait-il un homme, sans me compter, et même en me comptant, qui résistât ainsi pendant seize longues années, qui défendît avec autant d'énergie et de persévérance, ses dieux, ses lois et sa patrie, sans autre ressource que son épée et son génie? Un mouvement de tête me fit voir qu'il y avait là beaucoup de gens qui étaient de l'avis du proconsul Catilina-Bugeaud.

Je ne me trompe pas! c'est bien l'auteur de l'épître aux chiffonniers que je vois là-bas, rassemblant avec effort les quelques cheveux qui lui restent!...

Usurpateur de la scène,
D'Apollon petit bâtard,
Attends donc que Melpomène
Soit veuve du grand Ponsard!

Il me semble que M. Ganneron que j'entrevois, la *Presse* dans les mains, est triste et soucieux. — Je le crois bien, il lit un article où l'on dit que les bourgeois qui ont bien voulu le réélire encore une fois, pour l'honneur de la canelle et de la muscade, lui tiennent quelque peu rancune de ses dédains envers eux; mais qu'il ne s'y frotte plus! qu'il n'oublie pas que des électeurs valent bien qu'un candidat se présente quand ils l'appellent; des électeurs ne sont pas le *piquant comestible* dont un épicier dispose selon son bon plaisir.

Et ce gros homme à la redingote boutonnée comme s'il n'avait pas de chemise, à la face peu spirituelle, ronde, large, grosse, bouffie, à la tête de buffle, à la taille de cuve, à la voix arcadienne, à l'air mi-humble, mi hautain, il me semble le reconnaître! Oh! ce n'est pas Bethmont, je vous l'affirme! il en est séparé de toute l'étendue de la politesse, de l'esprit, de l'intégrité politique, de la convenance parlementaire et du désintéressement, Bethmont est laborieux, patriote éclairé et zélé, amant de son pays et de la liberté jusqu'au fanatisme; celui-ci n'est qu'un ambitieux, qu'un fou *mal appris*, qui croit atteindre le but parce qu'il le dépasse. C'est dans la chambre le John Bull de l'extrême gauche, c'est l'orateur radical et surtout fort brutal Ledru-Rollin. M. Lesseps lui a fait trop d'honneur en se plaçant à côté de lui.... Enfin, c'est, selon les dames de la Halle :

. . . . . Il gigante gentile,
Ch'aveva un c...o, come un campanile.

Je n'avais encore jamais remarqué ce jeune homme maigre, sec, au teint bilieux, quelque peu bruni, hâlé par le soleil. Sa tenue est élégante, simple et sévère. Le voyez-vous qui écrit sur son genou, à l'extrême gauche. Oh! celui-là, c'est un ardent admirateur de Montesquieu, quelque peu disciple de Fourier. Il copie dans ce moment, pour le journal la *Réforme*, ce passage de l'*Esprit des Lois* : « LE GOUVERNEMENT RÉPUBLICAIN est celui où » le peuple, en corps ou en partie, a la souveraine

» puissance; LE MONARCHIQUE, celui où gouverne
» un seul, mais selon des lois fixes; LE DESPOTI-
» QUE est celui où un seul entraîne tout par sa vo-
» lonté, sans autre loi que cette volonté même. »

Et cet autre qui a l'air de dormir tout éveillé, d'être abîmé dans un beau rêve? — C'est le défenseur de la liberté des Nègres, un véritable humoriste anglais, un philantrope régénéré de 89... Bon citoyen, je te salue; la liberté fut le premier bien que Dieu donna aux hommes, et un dépôt qu'il exigera de lui rendre pur et entier.

En ce moment, comme si un homme de bien en appelait nécessairement un autre, est apparu M. Oscar de Lafayette. Sa présence a évoqué l'ombre du défenseur de l'indépendance américaine... Elle semblait triste et dire, à l'instar du héros martyr de Sainte-Hélène : « 1830 *et mon erreur!!!* »

Et celui-là qui donne humblement les deux mains à *deux Excellences* à la fois? — Celui-là, c'est un député qui veut manger à deux rateliers; il est fils d'un sénateur devenu pair de France par droit de trahison, en 1815, et il veut recueillir le double, peut-être le triple héritage de son père. — Bon! c'est un moyen comme un autre d'éluder la loi sur la pairie et de rétablir l'*hérédité* de *fait*. Je comprends; la pairie n'est pas un héritage de *droit*, mais on l'échange contre des votes.—Précisément. Donnant, donnant; une main pour vendre, l'autre pour recevoir le prix; c'est le signe convenu. Marivaux n'avait pas imaginé ce moyen de parvenir.

Qu'entend-je? On dit dans un groupe voisin qu'il est question d'élever une statue à M. Guizot?. Je ne me trompe pas, on affirme que M. Génie qui n'est ni un bon ni un grand *Génie*, mais son secrétaire, son croupier intime, en a soufflé, de son souffle punais, l'idée, à quelques-uns des frères et amis de Lisieux. On n'est même arrêté que sur la pose et l'attitude,... un mauvais plaisant a proposé de le représenter tenant d'une main la Charte et de l'autre le *Moniteur de Gand*; — on craint que l'épigramme ne fasse avorter le projet.

L'un de mes voisins me voyant bailler comme vous baillez peut-être vous-même cher lecteur; dégouté que vous êtes de tant de turpitudes qui passent sous vos yeux, me glissa mystérieusement une feuille frais imprimée, sur laquelle je lus les vers suivans:

Las des fatigues de la guerre,
Las du commerce des héros,
Prenons une part du repos
Que Louis accorde à la terre.

Dans la foule de nos guerriers,
Soldats obscurément utile,
Je ne partageais les lauriers,
Ni de *Saxe*, ni de *Bélisle!*
J'essuyais les récits mortels
Et les airs tristement capables
De Bugeaud, de nos colonels!
De mille plaisans détestables
J'endurais les fades bons mots...
De leurs festins, la lourde ivresse,
Et leurs plaisirs sans politesse!...
Victime du sort et des sots,
Je m'ennuyais pour la Patrie...
Mais je dis bonsoir aux houris
Et reviens en poste à Paris.

Cependant un nouveau brouhaha s'élève, la foule plus compacte des députés se presse sur le seuil de la Chambre, je me crois au temps des miracles : je vois des boiteux qui marchent, des aveugles qui voient, des muets qui parlent ; vous croiriez que M. Arago ou M. Pouillet ont électrisé tout le monde.

Chacun se place, qui à droite, qui à gauche, le plus grand nombre au centre comme les moutons, a portée de la houlette du berger. Arrive enfin M. Guizot, que nous n'avions fait qu'entrevoir tout-à-l'heure, la tête haute et orgueilleuse, le front encore plus soucieux et plus ténébreux, la poitrine effacée, l'habit boutonné comme celui d'une Landwher. *Son excellence* va se poser à son banc, qu'il appelle de véritables galères. MM. Martin (du Nord) et Duchâtel passent et saluent son *excellence*, qui feint de ne les pas voir et qui peut-être ne les voit probablement pas; il en monte à son *excellence* Duchâtel deux pieds de rouge aux pommettes, et le nez de son *excellence* Martin (du Nord) dépasse tout d'un coup, en longueur, celui de M. Dargout; il ne pourra plus, lui aussi, se moucher désormais qu'à bras tendu, et il lui faudra une paire de pincettes pour prendre une prise de tabac. En un mot, toutes les *excellences* sont à leur poste. — Incident, événement extraordinaire! M. Quatre-Barbes, en frôlant les tapisseries qui recouvrent les quatre planches de sapin qui forment le trône, il s'en échappe une *chauve-souris*. L'animal ailé, l'oiseau des ombres s'élance, parcourt la Chambre, tournoye avec insistance autour de la tête de son *excellence* des affaires étrangères, enfin, las, épuisé, il s'élance et va se réfugier dans le chapeau de M. J. Lefebvre. Vous jugez du bruit, des cris, de l'hilarité... Un journaliste de la *Gazette de France*, en conclut que c'est d'un mauvais augure pour le ministère en général et pour son *excellence* Guizot en particulier, que la Chambre de 1847, s'ouvre sous de fâcheux auspices, tandis qu'un rédacteur de l'ÉPOQUE, puis un autre des DÉBATS, en déduisent un *quasi-attentat*.

Je ne sais où cet incident aurait conduit si le bruit des tambours battant aux champs, les cris de portez armes, le cliquetis des baguettes de fusil ne fussent venus couvrir et faire cesser le tumulte; c'était le roi qui arrivait... Le roi est en effet arrivé, suivi de sa famille et d'un brillant état-major. Il y avait dans sa figure beaucoup de celle de Louis XIV, c'est-à-dire de la noblesse, de la dignité, de la grandeur; il y avait surtout, ce qui flattait davantage, un air de santé et de force. Le roi, fidèle à sa politesse, qui a toujours été l'une des qualités de nos rois, a salué à plusieurs reprises et avec bonté, puis sa bouche a dit le discours des ministres; le roi parle mieux quand il parle d'après les inspirations de son cœur. Le langage de sa politique n'est pas celui de son intérieur. Ce que le roi a dit, tout le monde le savait d'avance; puis il a reçu *trois cents* députés. — On a remarqué que c'était le chiffre de la triste phalange de M. de Villèle. On s'est rappelé les Thermopyles, mais l'on n'a pas vu de Léonidas. Puis le roi s'est retiré.

Mais c'est alors que son *Excellence* Guizot a commencé à voir l'abîme, et qu'il avait compté sans son hôte, et son âme en a senti mille horripilations! C'est alors qu'il a vu de combien de délections il était menacé, à combien de désappointemens il devait s'attendre. Comme il félicitait tels et tels de s'être assis au centre, il en a reçu cette réponse qu'il n'en fallait rien conclure, que c'était seulement *histoire de se placer pour une première fois*, mais qu'ils verraient plus tard... Tel autre lui disait, que de même qu'il avait voulu un portefeuille, de même il avait voulu être député, et que la bannière qu'il avait adoptée provisoirement, n'en avait été que le moyen. Bravo ! A Normand, Normand et demi. Décidément nous sommes dans le siècle de Gaspards.

Un groupe s'était formé : la conversation était vive, on y parlait de *progrès*, de *corruption*, de *promesses fallacieuees*, de *manœuvres frauduleuses*, de *plaintes aux parquets* et *d'enquêtes*. La peur a saisi aussitôt, et à son tour, Son Excellence ; elle s'est enfuie, et elle est rentrée chez elle avec une fièvre cérébrale. Génie, le fidèle Génie, son dévoué serviteur, son véritable Sancho, est accouru, et lui a annoncé qu'il était question de reporter M. Dupin à la présidence ; que le plus grand nombre paraissait se déclarer pour lui. Ici, la tête de Son Excellence s'est détraquée, sa poitrine a râlé, et il a expiré, non pas comme saint Roch, mais entre les bras de son cher Génie, grinçant des dents, roulant les yeux et la rage dans l'âme, en prononçant le fameux *Quos ego !* qu'un grand vicaire de ma connaissance a traduit par ces mots énergiques : *F...u canaille !!!*

Le bruit de cette mort subite s'est bientôt répandu dans tout Paris. Quelques-uns y ont cru, d'autres en ont douté; les uns disent *oui*, les autres disent *non*; moi, comme le bon bourgeois de Paris, lors de la mort du cardinal de Richelieu, je ne dis ni *oui* ni *non*.

Cependant la nouvelle prend de plus en plus consistance, et l'on parle déjà de ses funérailles. C'est le sujet de débats fort vifs. Où l'enterrera-t-on? quelle pompe funèbre lui fera-t-on? qui portera les coins du drap? A la cour, partout, on n'entends que ces mots: ce ne sera pas *moi!* ni *moi!* ni *moi!* Il faudra cependant qu'on l'enterre, car M. Gannal a refusé de l'embaumer. Les médecins qui ont fait l'autopsie du cadavre ont jugé que la mort avait deux causes: une, *ambition rentrée et la terreur de perdre son portefeuille*; de là, le ballonnement outre mesure et la putréfaction immédiate qui se sont développés comme chez les asphixiés par le charbon.

Ledru-Rollin a déjà fait l'épitaphe de son *excellence*, elle est courte et digne de l'auteur comme du mort:

C'est un *crachat* à mettre sur sa tombe.

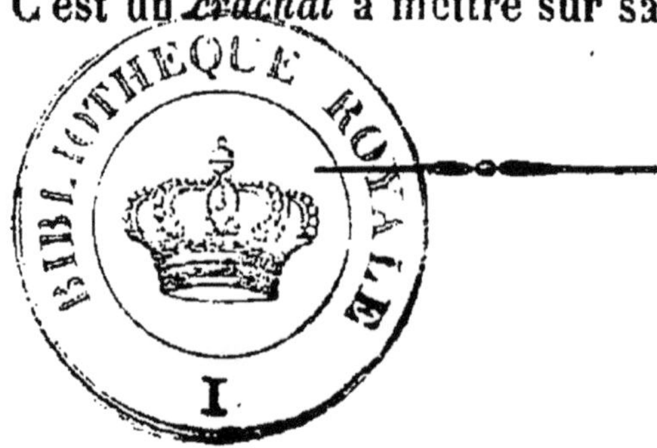

www.ingramcontent.com/pod-product-compliance
Ingram Content Group UK Ltd.
Pitfield, Milton Keynes, MK11 3LW, UK
UKHW012122240726
13965UKWH00005B/1905